FORMULAIRE

DES

MÉDICAMENTS

SIMPLES ET COMPOSÉS

A L'USAGE DES PAUVRES

DE LA

VILLE DE METZ.

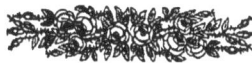

METZ,

Typographie et Lithographie de NOUVIAN.

1858.

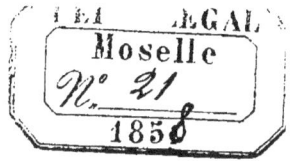
FORMULAIRE

DES

MÉDICAMENTS

SIMPLES ET COMPOSÉS

A L'USAGE DES

PAUVRES DE LA VILLE DE METZ,

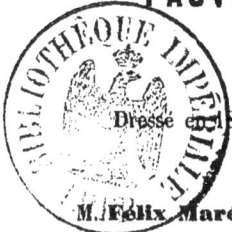

Secourus par le Bureau de Bienfaisance,

Dressé en 1858, sur la demande et sous l'approbation de la Commission administrative de ce bureau, composée de :

M. Félix Maréchal, Maire, Président ✩ O, et de MM. Charles Jacob, Puyperoux, Dovillée ✩ O, de Maillier ✩ et Gault ✩, administrateurs ;

par MM. les Docteurs en médecine et Officiers de santé chargés du service médical du Bureau de Bienfaisance, savoir :

MM. Dufourcq, Puel fils, Carré ✩, Didion, May, Barthelemy, Saunois et Michaux.

METZ,

Imprimerie & Lithographie de NOUVIAN, au bas de la rue Tête-d'Or.

1858.

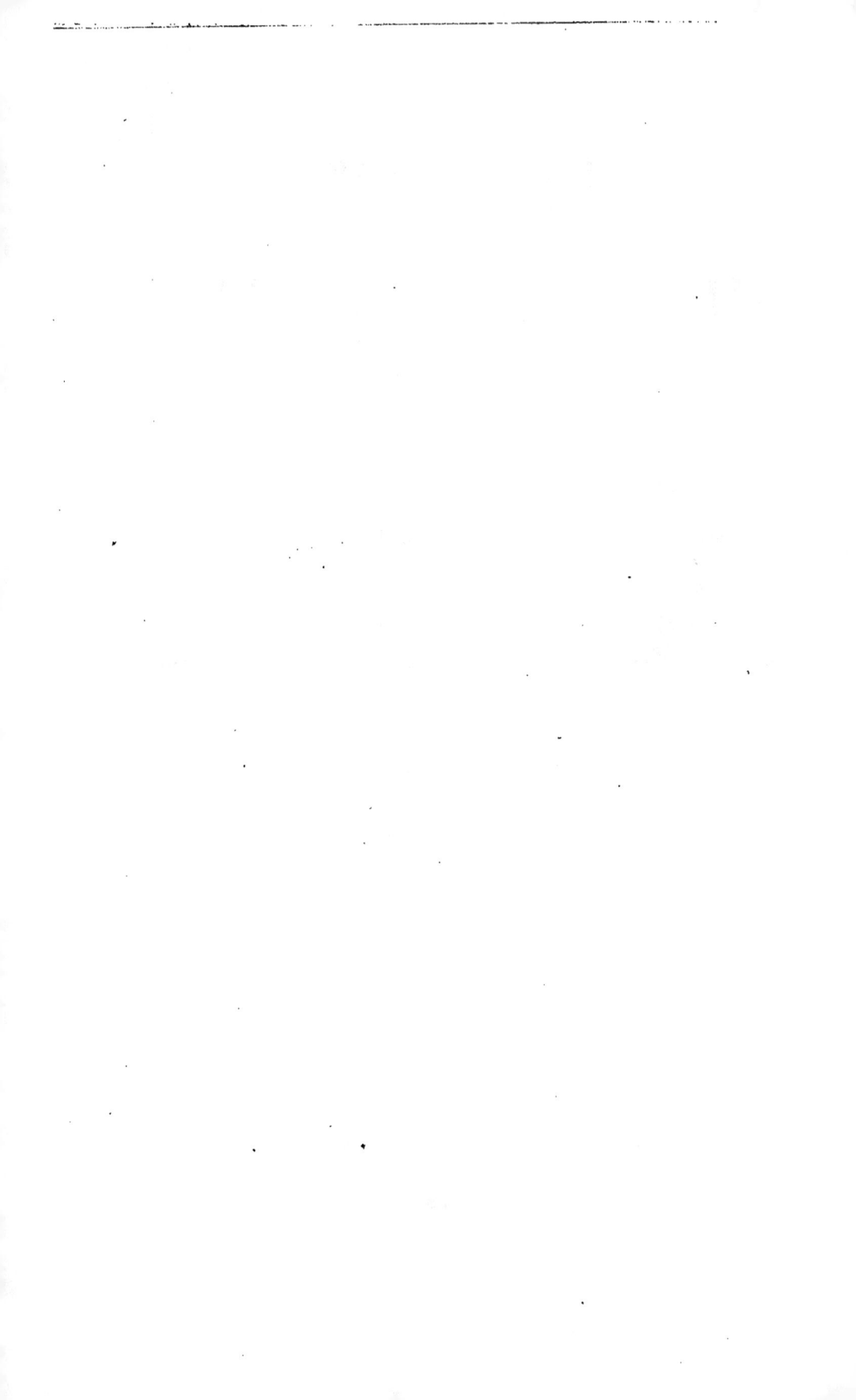

La Pharmacie du Bureau de Bienfaisance de la ville de Metz est placée sous la direction de M. ROSMAN, Pharmacien.

Toutes les préparations officinales composées, sont préparées, conformément à la loi, sous sa surveillance.

Les Sœurs chargées du service de la Pharmacie lui donneront avis de toutes les préparations magistrales renfermant une des substances désignées sous le nom de médicaments dangereux qui leur seront demandées.

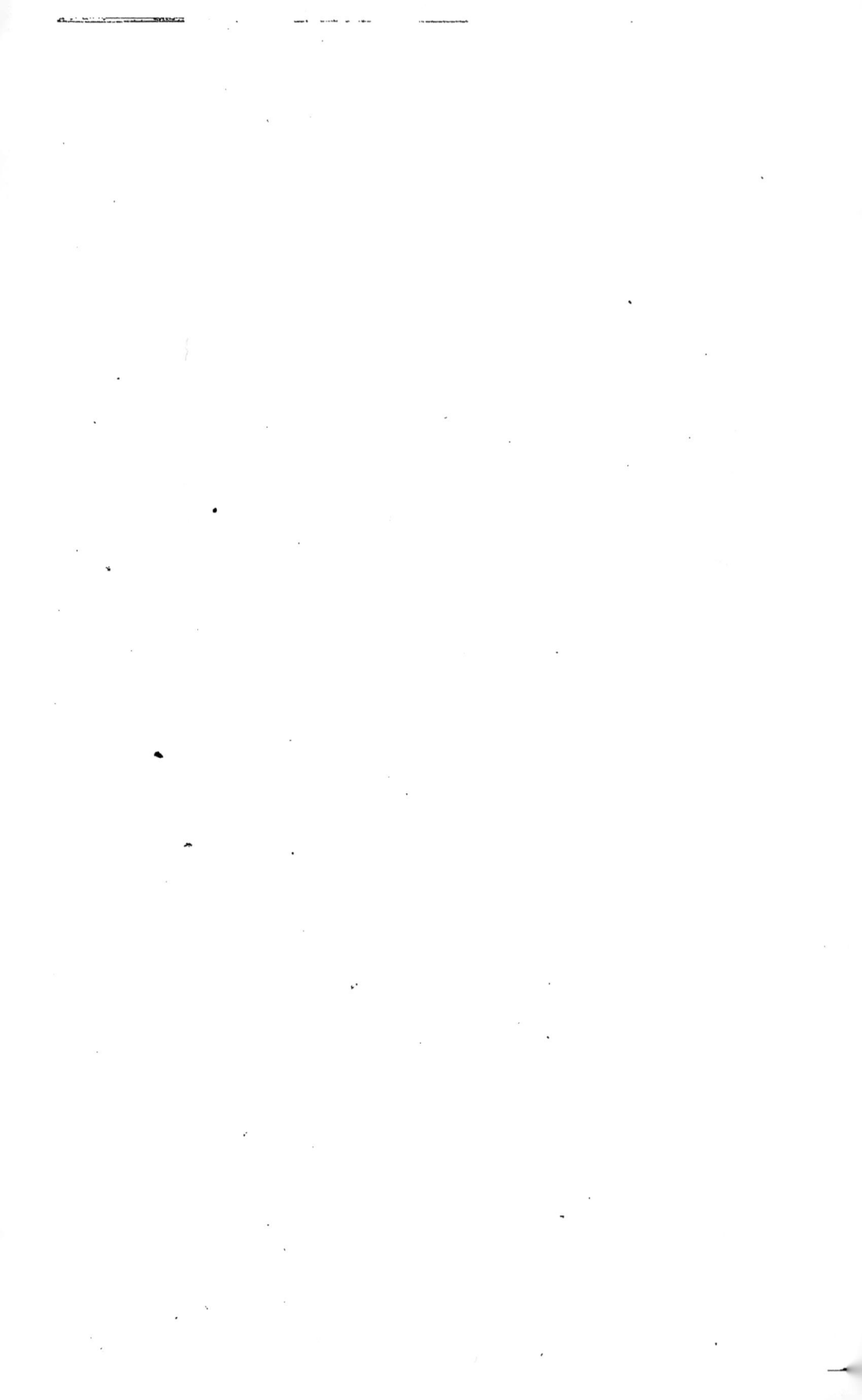

FORMULAIRE.

PREMIÈRE PARTIE.

MÉDICAMENTS OFFICINAUX.

A.

Absinthe.
Absinthe marine.
Acétate d'ammoniaque.
— de morphine.
— de plomb.
— de plomb (sous) (extrait de saturne).
— de potasse.
Acide acétique.
— benzoïque (benjoin).
— chlorhydrique.
— sulfurique.
— sulfurique alcoolisé (eau de Rabel).
— tannique (tannin).
— tartrique.
Aconit.
Agaric.
Alcali volatil (ammoniaque liquide).
Alcool rectifié.
— camphré.

Alcool nitrique.

Alcoolat de cochléaria.

— de Fioraventi.

— de mélisse.

— vulnéraire.

Alcoolature d'aconit.

Aloès succotrin.

Alun.

Alun calciné.

Amandes amères.

— douces.

Amidon.

Angélique.

Anis.

Anis étoilé.

Armoise.

Arnica.

Asperge.

Assa-fœtida.

Aunée.

Axonge.

B.

Baies de genièvre.

Bardane.

Baume d'Arcœus.

— du Commandeur.

— de copahu.

— opodeldoch (par 1/2 flacon).

— tranquille.

Belladone.

Beurre de cacao.
Bismuth (sous-nitrate).
Borax (sous-borate de soude).
Bouillon blanc.
Boules de Nancy.
Bourgeons de sapin.
Bourrache.

C.

Cachou.
Calomélas.
Camomille.
Camphre.
Cannelle.
Cantharides.
Capillaire.
Carbonate de fer.
  — de magnésie.
  — de potasse (bi-).
  — de soude (bi-).
Casse.
Castoréum.
Centaurée.
Cérat opiacé.
 — saturné.
 — simple.
 — soufré.
Charbon pulvérisé.
Chicorée.
Chiendent.
Chlorate de potasse.

Chlore liquide.

Chlorite de soude. (liqueur de Labarraque).

Chlorure d'antimoine (beurre d'antimoine).

    — de chaux sec.

    — de sodium.

    — de zinc. (pâte de Canquoin).

Cire.

Colchique.

Colombo.

Colophane pulvérisée.

Coloquinte.

Conserve de roses.

Consoude.

Coquelicot.

Corne de cerf.

Couperose blanche.

    — bleue.

    — verte.

Crème de tartre.

    — — soluble.

Créosote.

Croton tiglium (huile).

Cubèbe.

D.

Datura stramonium.

Dextrine.

Diascordium.

Digestif animé.

    — simple.

Digitale.

Douce-amère.

E.

Eau distillée simple.
  — — de cannelle.
  — — de fleurs d'oranger.
  — — de laitue.
  — — de laurier-cerise.
  — — de mélisse.
  — — de menthe.
  — — de plantain.
  — — de roses.
  — — de tilleul.
Eau de chaux.
  — de goudron.
  — de Goulard.
  — phagédénique.
  — de Rabel.
Écorce de chêne.
  — de racine de grenadier.
Émétique.
Emplâtre agglutinatif.
  — de ciguë.
  — diachylon gommé.
  — de poix de Bourgogne.
  — vésicatoire.
  — de Vigo cum mercurio.
Eponge préparée.
Espèces amères.
  — anthelmintiques.
  — apéritives.

Espèces aromatiques.

— béchiques.

— diurétiques.

— émollientes.

— sudorifiques.

Esprit de Mindérérus.

Éther sulfurique.

— sulfurique alcoolisé.

Extrait de belladone.

— de chicorée.

— de ciguë.

— de digitale.

— de genièvre.

— de gentiane.

— de jusquiame.

— de laitue (thridace).

— d'opium.

— de quinquina mou.

— de quinquina sec.

— de ratanhia.

— de rhubarbe.

— de valériane.

F.

Farine de lin.

— de moutarde.

Fer (limaille).

— réduit par l'hydrogène.

Fleurs d'arnica.

— de bouillon blanc.

Fleurs de camomille.
—   de centaurée.
—   de coquelicot.
—   de grenadier.
—   de guimauve.
—   de houblon.
—   de mauve.
—   d'oranger.
—   de roses rouges.
—   de safran.
—   de semen-contrà.
—   de sureau.
—   de tussilage.
—   de violettes.
Follicules de séné.
Fougère mâle.
Fraisier.
Fumeterre.

G.

Garou.
Gayac.
Gélatine de Flandre.
Genièvre.
Gentiane.
Glycérine.
Gomme adraganthe.
—   ammoniaque.
Gomme arabique.
Gomme-gutte.

Goudron.
Guimauve.

H.

Houblon.
Huile d'amandes douces.
  — de camomille.
  — de camomille camphrée.
  — de croton tiglium.
  — de foie de morue.
  — de ricin.
  — essentielle de térébenthine.
Hyssope.

I.

Iode.
Iodure de fer.
  — de mercure (proto).
  — de mercure (deuto).
  — de plomb.
  — de potassium.
Ipécacuanha.
Iris.

J.

Jalap.
Jusquiame.

K.

Kermès minéral.

L.

Laudanum de Rousseau.
— de Sydenham.
Lichen d'Islande.
Lierre terrestre.
Lin (graine).
Liqueur d'Hoffmann.
— de Labarraque.
— de Van–Swieten..
Lupuline.
Lycopode..

M.

Magnésie blanche.
— calcinée.
Manne ordinaire.
Mauve.
Mélisse.
Menthe poivrée.
Ményanthe.
Mercure.
Mercure doux.
Mercuriale.
Miel mercurial.
— rosat.

Morelle.

Morphine (sels).

Mousse de Corse.

Moutarde blanche.

— noire.

Musc.

N.

Nitrate d'argent cristallisé.

— — fondu.

— de bismuth (sous-).

— de mercure (acide).

— de potasse.

Noix de galle.

Noix vomique.

Noyer (feuilles).

O.

Onguent d'althæa.

— basilicum.

— mercuriel double.

— — simple.

— de la Mère.

— populeum.

— rosat.

— styrax.

Opium brut.

Orge.

Oxyde blanc d'antimoine.

Oxide rouge de mercure (précipité rouge).
Oximel scillitique.
— simple.

P.

Pariétaire.
Pastilles de calomel.
Pastilles d'ipécacuanha.
Patience (racine).
Pavot (têtes).
Pensée sauvage.
Petite-centaurée.
Phellandr eaquatique.
Pissenlit.
Plantain.
Poivre cubèbe.
Poix blanche.
— de Bourgogne.
Polygala de Virginie.
Pommade antipsorique.
— de concombres.
— épispastique.
— au garou.
— d'Helmérich.
— d'iodure de potassium.
— du Régent.
Potasse caustique.
Poudre de feuille de belladone.
— de racine de belladone.
— de cannelle.
— de cantharides.

Poudre des capucins.

— de digitale.
— de Dower.
— de gentiane.
— de gomme adraganthe.
— de gomme arabique.
— de gomme–gutte.
— de guimauve.
— d'ipécacuanha.
— d'iris.
— de jalap.
— de lycopode.
— de quinquina gris.
— de quinquina jaune.
— de rhubarbe.
— de scille.
— de seigle ergoté.
— de semen–contrà.
— de valériane.
— de Vienne.

Q.

Quassia amara.
Quinine brute.
Quinquina gris.
— jaune.

R.

Ratanhia.
Réglisse.

Résine de jalap.
Rhubarbe.
Ricins.
Riz.
Ronce.
Roses pâles.
— rouges.

S.

Safran.
Salsepareille.
Sangsues.
Saponaire.
Sassafras.
Sauge.
Savon médicinal.
— noir.
Scammonée.
Scille.
Seigle ergoté.
Semen-contrà.
Séné.
Serpentaire de Virginie.
Sirop antiscorbutique.
— — de Portal.
— de belladone.
— de chicorée composé.
— des cinq racines.
— de digitale.
— de gentiane.
— d'ipécacuanha.

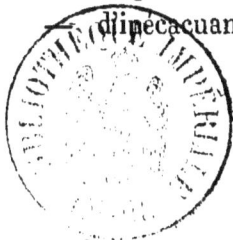

Sirop de morphine.

— de mousse de Corse (vermifuge).

— de mûres.

— de nerprun.

— d'opium.

— de pavot blanc (diacode).

— de quinquina.

— sudorifique.

— de violettes.

Soufre lavé.

Squine.

Sulfate d'alumine et potasse (alun).

— de cuivre.

— de fer.

— de magnésie.

— de potasse.

— de quinine.

— de soude.

— de zinc.

Sulfure de potassium sec.

Sureau.

T.

Tabac.

Tamarin.

Tan.

Tanaisie.

Tannin.

Teinture d'aloès composée (élix. de longue vie).

— d'assa-fœtida.

— de cantharides.

Teinture de castoréum.

    — de colchique.

    — de digitale simple.

    — de digitale éthérée.

    — d'iode.

    — d'opium.

    — de quinquina.

    — de scille.

Térébenthine cuite.

Thé.

Thériaque.

Thridace.

Tilleul.

Tussilage.

Tuthie.

U.

Uva-ursi.

V.

Valériane.

Véronique.

Vin amer scillitique.

    — antiscorbutique.

    — aromatique.

    — de colchique.

    — de gentiane.

    — de quinquina.

Vinaigre antiseptique (des quatre voleurs).

Violette.

BANDAGES ET APPAREILS.

Attelles.
Bandages herniaires.
Bandes.
Ceintures abdominales.
Charpie.
Compresses.
Guêtres et bas lacés.
Pessaires.
Sondes et bougies.
Suspensoires.

DEUXIÈME PARTIE.

MÉDICAMENTS MAGISTRAUX.

A.

Apozème amer.

Pr: Gentiane,   5 gr.
  Camomille,   2 gr.
  Sirop d'absinthe, 50 gr.
  Eau bouillante, 1000 gr.

Apozème Sudorifique.

Pr: Bois de gayac râpé,   64 gr.
  Racine de salsepareille fendue, 32 gr.
  Racine de sassafras,   8 gr.
  Racine de réglisse,   12 gr.
  Eau bouillante,   1000 gr.

Apozème Vermifuge.

Pr: Ecorce sèche de racine de grenadier, 64 gr.
  Eau commune,   750 gr.

C.

Cataplasme émollient.

Pr: Farine de lin. 125 gr.
  Eau commune. Q. S.

Cataplasme de Moutarde.

Pr: Farine de moutarde, 250 gr.
    Eau tiède,   Q. S.

Collyre opiacé.

Pr: Eau distillée de roses, 125 gr.
    Extrait d'opium,   2 décigr.

Collyre au sulfate de zinc.

Pr: Sulfate de zinc,   2 décigr.
    Eau distillée de roses, 125 gr.

D.

Décoction blanche de Sydenham.

Pr: Corne de cerf râpée et porphyrisée, 8 gr.
    Mie de pain de froment,   24 gr.
    Gomme arabique concassée,   8 gr.
    Sucre blanc,   32 gr.
    Eau de fleurs d'oranger,   16 gr.
    Eau commune, Q. S. pour obtenir un litre de produit.

Décoction de quinquina composée.

Pr: Quinquina concassé,   20 gr.
    Eau,   500 gr.
    Alcoolat de mélisse, cannelle, 50 gr.
    Acide sulfurique affaibli jusqu'à agréable acidité.
    Sirop simple,   32 gr.

F.

Fomentation émolliente.

Pr: Espèces émollientes, 32 gr.
    Eau commune,   Q. S.

Fomentation de fleurs de Sureau.

Pr: Fleurs de sureau,   10 gr.
     Eau bouillante,   1000 gr.

Fomentation vineuse.

Pr: Vin rouge,   1000 gr.
     Miel blanc,   125 gr.

Fomentation narcotique.

Pr: Espèces narcotiques,   32 gr.
     Eau bouillante,   1000 gr.

G.

Gargarisme simple.

Pr: Miel rosat,   32 gr.
     Eau d'orge, 120 gr.

N. B. (Dans ce gargarisme pourront entrer tous les médicaments officinaux.

L,

Lavement purgatif.

Pr: Follicules de séné,   8 gr.
     Sulfate de soude,   15 gr.
     Eau commune,   250 gr.

Limonade tartrique.

Pr: Sirop tartrique,   64 gr.
     Eau,   936 gr.

Liniment ammoniacal.

Pr: Huile d'olives,   64 gr.
     Ammonniaque liquide, 8 gr.

Liniment narcotique.

Pr: Baume tranquille,   64 gr.
     Laudanum de Sydenham, 8 gr.

Liniment oléo-calcaire.

Pr: Eau de chaux,   500 gr.
     Huile d'amandes douces,   64 gr.

Lotion d'acétate de plomb. (Eau végéto-minérale.)

Pr: Sous-acétate de plomb liquide,   16 gr.
     Eau de rivière,   940 gr.
     Alcool à 31° cart,   64 gr.

Lotion alcaline.

Pr: Carbonate de potasse,   64 gr.
     Eau commune,   1000 gr.

P.

Pilules d'Anderson.

Pr: Poudre d'aloès,   24 gr.
   — de gomme-gutte, 24 gr.
     Huile volatile d'anis,   4 gr.
     Sirop simple,   Q. S.
Pour pilules de 0,20 centigr.

Pilules de Bontius.

Pr: Aloès succotrin,   32 gr.
     Gomme-gutte,   32 gr.
     Gomme ammoniaque, 32 gr.
     Vinaigre de vin blanc, 192 gr.
Pour pilules de 0,20 centigr.

Pilules mercarielles ou de Belloste.

Pr: Mercure,   24 gr.
     Poudre d'aloès,   24 gr.
     — de rhubarbe, 12 gr.
     — de scammonée, 8 gr.
     — de poivre noir, 4 gr.
     Miel,   Q. S.
Pour pilules de 0,20 centigr.

Pilules de Méglin.

Pr: Extrait de jusquiame, 32 gr.
  — de valériane, 32 gr.
 Oxyde de zinc,   32 gr.
Pour pilules de 0,15 centigr.

Pilules de cynoglosse.

Pr: Ecorce sèche de racine de cynoglosse, 16 gr.
 Semences de jusquiame,   16 gr.
 Extrait aqueux d'opium,   16 gr.
 Myrrhe,   24 gr.
 Oliban,   20 gr.
 Safran,   6 gr.
 Castoréum,   6 gr.
 Sirop d'opium,   Q. S.
Ces pilules contiennent 1/8 d'extrait d'opium.

Pilules de térébenthine cuite.

Pr: Térébentine de Venise, Q. S.
Pour pilules de 0,20 centigr.

Pilules ferrugineuses. (Formule de Vallet.)

Pr: Sulfate de fer cristallisé, 500 gr.
 Carbonate de soude pur, 580 gr.
 Miel,   300 gr.
 Sirop de sucre,   Q. S.
Pour pilules de 0,15 centig.

Potion purgative.

Pr: Feuilles de séné mondées   8 gr.
 Sulfate de soude,   16 gr.
 Rhubarbe choisie,   4 gr.
 Manne en sorte,   64 gr.
 Eau bouillante,   112 gr.

Potion aromatique ou cordiale.

Pr: Sirop d'œillets,   32 gr.
     Alcoolat de cannelle,   16 gr.
     Confection d'hyacinthe,   8 gr.
     Eau de menthe poivrée, 64 gr.
     — de fleurs d'oranger, 64 gr.

Potion gazeuse (Potion anti-émétique de Rivière.)

Pr: Sirop de limons,   32 gr.
     Suc de citrons,   16 gr.
     Eau commune,   96 gr.
     Bi-carbonate de potasse, 2 gr.

Potion antispasmodique.

Pr: Sirop de fleurs d'oranger, 32 gr.
     Eau distillée de tilleul,   64 gr.
     — de fleurs d'oranger,   64 gr.
     Ether sulfurique,   2 gr.

Potion calmante.

Pr: Sirop d'opium,   8 gr.
     — de fleurs d'oranger, 24 gr.
     Eau distillée de laitue, 125 gr.

Potion gommeuse.

Pr: Gomme arabique pulvérisée, 8 gr.
     Sirop de guimauve,   32 gr.
     Eau de fleurs d'oranger, 16 gr.
     — commune,   96 gr.

N. B. Dans la potion gommeuse pourront entrer tous les médicaments officinaux.

T.

Tisane commune.*

Pr: Orge mondée, 30 gr.
  Réglisse,   8 gr.
  Eau commune, 1000 gr.

Tisane de tamarin.

Pr: Tamarin   45 gr.
  Eau commune, 1000 gr.

Tisane amère.

Pr: Espèces amères, 8 gr.
  Eau commune, 1000 gr.

Tisane gommeuse.

Pr: Gomme Sénégal en poudre, 15 gr.
  Sirop de sucre,   60 gr.
  Eau commune,   1000 gr.

Tisane pectorale.

Pr: Espèces pectorales, 8 gr.
  Sirop de sucre, 60 gr.
  Eau commune, 1000 gr.

Tisane de riz.

Pr: Riz,   32 gr.
  Sirop simple, 60 gr.
  Eau commune, 1000 gr.

N. B. (Les tisanes pourront être préparées avec toutes les plantes de la première partie.)

---

* La tisane commune et toutes celles dans lesquelles entreront les écorces, les bois, les racines, toutes les tisanes amères ou dépuratives, à moins d'indications spéciales, seront édulcorées avec la racine de réglisse.

APPENDICE.

MÉDICAMENTS DANGEREUX.

DOSAGE A L'INTÉRIEUR.

5 milligr. par jour.	Acide arsénieux.
5 à 10 gouttes par jour.	Arsénite de potasse (liq. arsen. de Fowler).
20 à 30 gouttes par jour.	Arséniate de soude (liq. arsen. de Pearson).
De 1 ¹/₂ centig. à 2 centig	Cyanure de mercure.
Ne s'emploie qu'extér¹.	Cyanure de potassium.
De 1 à 3 centigrammes.	Strychnine.
De 1 ¹/₂ centig. à 2 centig	Sublimé corrosif.

N. B. (Ces substances devront être séparées des médicaments ordinaires.)

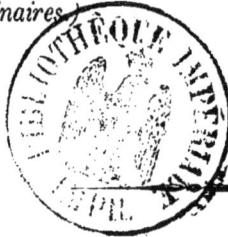

Metz, Imp. et Lith. de NOUVIAN.

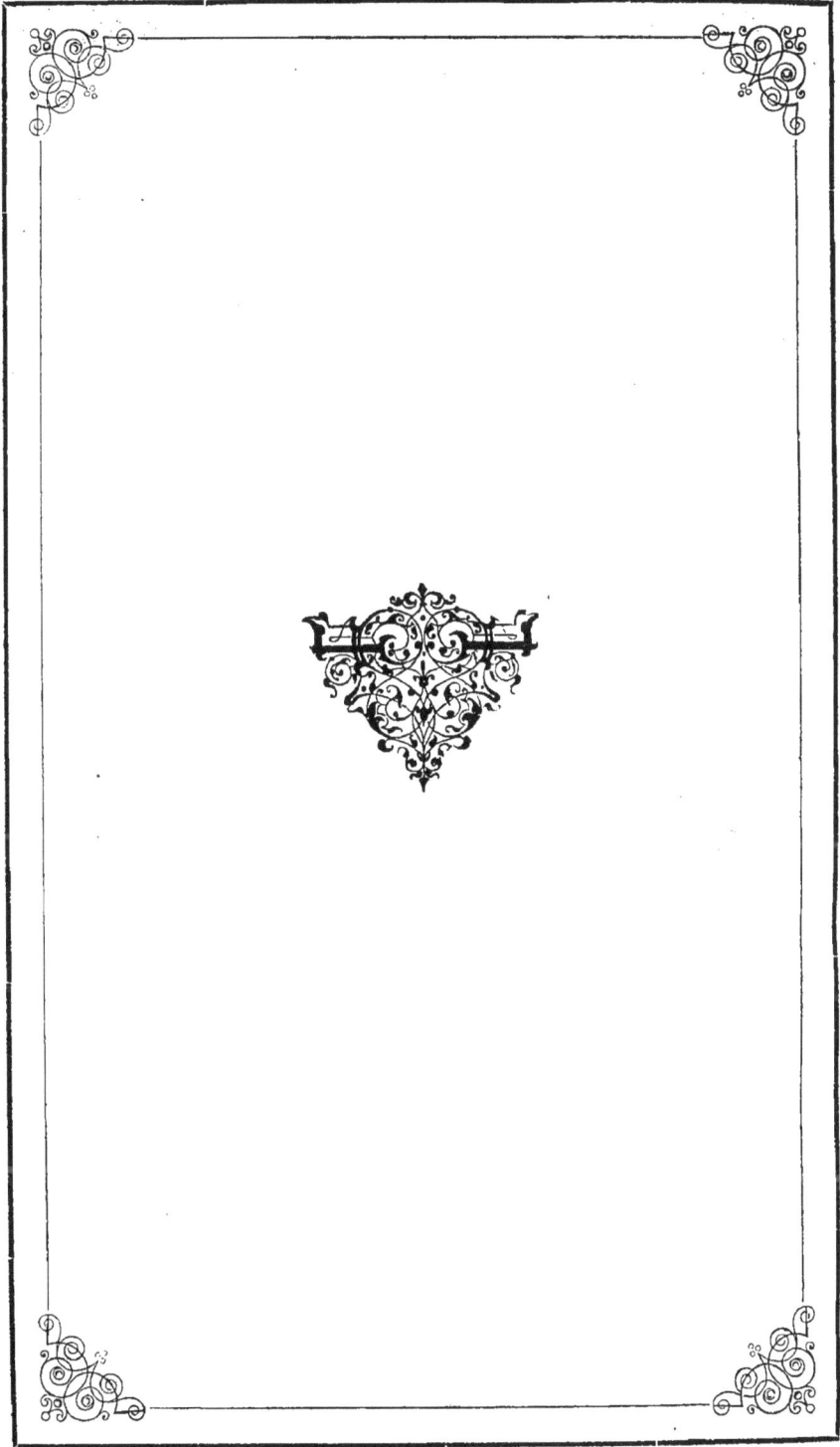

www.ingramcontent.com/pod-product-compliance
Lightning Source LLC
Chambersburg PA
CBHW070756210326
41520CB00016B/4720